I0837692

Printed by KDP

Editor: Jorge Isaac Veytia

Colaboración especial: Fabiola Veytia

Impreso en los Estados Unidos de América
Disponible en KDP
Primera edición, 2021
ISBN: 9798712708444

Índice

Introducción

¿Fastidiada o fastidiado de tener que disfrutar postres empaquetados que solo engordan y te hacen daño? ¿Alucinas ya los productos llenos de colorantes, saborizantes y aromatizantes artificiales más preocupados por la apariencia que por el verdadero sabor?

¡Llegó la hora de comer postres sin culpa alguna! Con ingredientes realmente benéficos para tu salud que logran la perfecta armonía que tu cuerpo necesita. ¡Con ingredientes encontrados en la naturaleza, sin elementos artificiales tales como azúcares o harinas refinadas!

La Organización Mundial de la Salud (OMS), así como los Institutos Nacionales de Salud de Estados Unidos han definido la obesidad como una enfermedad crónica de etiología multifactorial que se caracteriza por la acumulación anormal o excesiva de grasa que resulta perjudicial para la salud. Podemos decir, sin temor a cometer inexactitudes, que se considera obeso a un paciente cuando su índice de masa corporal (IMC) es ≥ 30 kg/m2. En años recientes, el incremento de esta patología se ha expandido a un grado tal, que ha debido ser considerada ya una epidemia de carácter global.

Plinio el Viejo ilustró, desde la Antigüedad, las bondades de ingerir productos naturales, con todas las propiedades que estos tienen para la salud. Hoy en día contamos con infinidad de alimentos a los que se les denomina "super foods", sin embargo estos existen desde tiempos remotos y se les denomina así ya que cuentan con muchos efectos positivos para nuestro cuerpo, tales como antioxidantes y antiinflamatorios, hoy tan necesarios para conservar nuestra salud.

Ahora bien, tenemos indicaciones, que los primeros registros de intervenciones bariátricas se presentaron desde la Antigua Grecia, donde Claudius Aelianus (170-235 d.C.) en su libro "Miscelánea Histórica", describió con todo detalle la historia de Dionisio, un tirano de Heráclea Póntica, quien a lo largo del tiempo desarrolló una obesidad, quizá asociada al síndrome de apnea obstructiva del sueño y a quien, a manera de tratamiento, se le insertaron agujas en distintas partes del abdomen sin que se reportara eficacia alguna. El primer procedimiento realmente quirúrgico documentado para el tratamiento de la obesidad se realizó en España y se le practicó a Sancho I (935-966 d.C.), rey de León, quien, a causa de la obesidad mórbida, perdió el trono y le impidió caminar y cabalgar. Sancho I (935-966 d.C.), quedó bajo la protección de su abuela, la reina, quien recurrió a Hasdai Ibn Shaprut, un médico judío de la corte de Abderramán III para que fuese sometido a un tratamiento médico-quirúrgico. El tratamiento tuvo una duración de apenas seis meses y consistió en la sutura de ambos labios, así como en la administración de alimentación por medio de un tubo con teriaca (un polifármaco que contenía un número bastante variable de ingredientes entre los que estaba el opio), para provocar cierta pérdida de peso como un efecto colateral, curándolo de la obesidad y así, pudo recobrar el trono.

En la actualidad, debido a los avances tecnológicos y la ciencia, la cirugía bariátrica se ha desarrollado a un grado tal que se ha convertido en una herramienta exitosa en pacientes que sufren de obesidad y complicaciones asociadas a ella, y cada día hay más personas que se benefician de este tratamiento. Sin embargo, mientras ha aumentado el número de pacientes bariátricos, la realidad es que aún falta un gran trecho por recorrer en el seguimiento post-operatorio. Es por ello que este libro está dedicado a todos aquellos que ya experimentaron un cambio de vida, pero que requieren de las herramientas necesarias para alcanzar su objetivo.

Con el objetivo de mejorar nuestro entendimiento con el proceso de la cirugía bariátrica, es necesario, comprender los diferentes grupos de alimentos que nos ayudarán a tener una mejor nutrición y al mismo tiempo cuidar de nuestro peso, y lograr así nuestra meta en las mejores condiciones.

Por dicha razón, te presentamos aquí de manera breve y general un resumen de los macro y micronutrientes esenciales para la vida diaria y nuestro buen funcionamiento.

Iniciamos con el grupo de los Macro Nutrientes que se denominan así porque se requieren grandes cantidades de ellos. Aquí vamos a encontrar:

El primer grupo del que hablaré son los carbohidratos, los "temibles carbohidratos" que al igual que las proteínas y las grasas, son uno de los tres nutrientes principales que vamos a encontrar en alimentos y bebidas. Los carbohidratos son la principal fuente de energía para las células, tejidos y los órganos del cuerpo, por lo tanto dejar de consumirlo es como "arrancar" nuestro carro sin tener combustible, creo que nadie haría esto ya que sabemos que con esto dañamos el motor. Es la glucosa o azúcar en la sangre la que puede usarse de forma inmediata o bien, almacenarse en el hígado y los músculos para un uso posterior. Ahora bien, entendido este punto imagino que no te quedan dudas del por qué NO debemos dejar atrás a este grupo, aún siendo un paciente bariátrico. Solo cuida las porciones que consumes al día.

Existen tres tipos de carbohidratos:

Los Azúcares o carbohidratos simples, en este grupo incluimos a los alimentos como los alimentos procesados, golosinas y refrescos.

Los Almidones clasificados como azúcares complejos y que están formados de menos moléculas de azúcares simples unidas. El pan, el cereal y la pasta pueden ser incluídos como almidones. En este grupo también podemos incluir a algunas verduras, como las papas y el maíz (es por esta razón que en algunas dietas no se pueden comer libremente).

El último tipo de los carbohidratos es en donde se encuentra la Fibra: que se trata igualmente de un carbohidrato complejo. Nuestro cuerpo es incapaz de descomponer muchas clases de fibra, por ello, comer alimentos ricos en fibra puede servir a tener una sensación de llenura y lograr así que sea menor la probabilidad de comer excesivamente, entre otros beneficios a la salud, como disminuir las cifras de colesterol y azúcar en la sangre. La fibra, de igual forma, puede ser encontrada en muchos alimentos que provienen de plantas, tales como frutas, semillas, granos integrales, frijoles, nueces y verduras.

Si se trata de comer granos, debes elegir granos enteros como: el arroz integral, el pan integral, la avena y la harina integral de maíz. Estos ofrecen muchos nutrientes que necesitamos, tales como vitaminas y minerales, además de fibra.

Consejo: Evita siempre los alimentos que contienen mucha azúcar agregada. La recomendación diaria de azúcar es de no más de 5 cucharadas o 25 gramos al día y es muy común que en un solo producto se exceda esta cantidad en una porción pequeña, es por eso que en este documento te presentamos una serie de postres que te harán disfrutar del sabor dulce sin pasarte de azúcar y además sin sentir culpa.

En el segundo grupo hablaremos de las proteínas, este grupo es muy importante en el paciente bariátrico ya que durante el proceso hay una gran pérdida de ésta, en primer lugar por disminución en la ingesta y en segundo lugar por falta de cuidado al suplementarla. La proteína es la encargada de mantener los músculos, el cabello, las uñas, la elasticidad de la piel, entre otras muchas funciones. La obtenemos de la carne,los distintos productos lácteos, las nueces, algunos granos y distintos tipos de guisantes. Las proteínas de la carne y otros productos animales son consideradas proteínas completas, esto quiere decir que proporcionan todos los aminoácidos que nuestro cuerpo es incapaz de producir por cuenta propia. Las plantas poseen proteínas que son consideradas incompletas, de ahí la importancia de complementar nuestra alimentación y combinar proteínas tanto de origen animal como aquellas de índole vegetal.

Es por ello que durante el primer año de la manga gástrica se requiere del apoyo de proteína en forma de suplemento, en el caso de los pacientes con bypass tendrá que ser de por vida. Idealmente deberá ser proteína de suero de leche, ya que como mencionamos, la que es de origen vegetal no contiene todos los aminoácidos necesarios.

En el tercer grupo de los macronutrientes tenemos a las grasas, las cuales representan una fuente de energía y son la base para la formación de hormonas y absorción de vitaminas. No todas las grasas son iguales o representan los mismos aportes nutricionales. Las recomendaciones que les hacemos es evitar las grasas saturadas tales como la grasa de cerdo, la mantequilla y la grasa sólida.

Las llamadas grasas trans, que podemos encontrar en las galletas y dulces son grasas vegetales como las margarinas y otros tipos de alimentos fritos artificiales, también llamados "parcialmente hidrogenados". Es importante tratar de reemplazar este tipo de grasas por distintos tipos de aceites no saturados como el de sésamo, cártamo, girasol, oliva y canola, almendras, nueces, aceite de pescado, con estos tendrás la seguridad de estar cuidando a tu corazón y arterias.

El aceite de coco lo describo aparte ya que es un aceite saturado y existe mucha controversia sobre su uso, sin embargo hasta el día de hoy varias organizaciones mundiales encargadas de la salud desaconsejan su uso ya que aunque se le relaciona con el aumento de lipoproteínas de alta densidad (buenas para el corazón), también se acompaña de aumento de lipoproteínas de baja densidad que no son tan benéficas para la salud cardíaca.

Desde luego, consumir demasiadas grasas, aún siendo grasas no saturadas, provocará un aumento de peso, pues las grasas poseen el doble de calorías que las proteínas o los carbohidratos.

Los **MICRONUTRIENTES** ("micro" porque solo se requieren en cantidades menores), pueden dividirse en vitaminas y minerales.

Las vitaminas son sustancias que nuestro cuerpo requiere para poder crecer y desarrollarse de forma normal. Se requieren trece vitaminas, las cuales son: Vitamina A, Vitamina B (como la tiamina, riboflavina, niacina, ácido pantoténico, biotina, vitamina B-6, vitamina B-12 y el ácido fólico), Vitamina C, Vitamina D (que más que una vitamina ya es considerada como una hormona por todos los beneficios que ella provee), Vitamina E y Vitamina K. Todas las reacciones químicas de las células son reguladas precisamente por las vitaminas. Estas no aportan energía, pero el organismo, sin ellas, no es capaz de desarrollar los procesos que son los que a final de cuentas, aportan la energía indispensable para su correcto funcionamiento.

Los **minerales** que se utilizan para distintas funciones, entre las cuales se incluyen el adecuado mantenimiento de los huesos, el corazón y el cerebro, además de mejorar el funcionamiento de las hormonas y las enzimas. Entre los minerales se encuentra el magnesio, el cloro, el azufre, el potasio, el calcio, el sodio, el fósforo los cuales son requeridos en mayores cantidades por nuestro cuerpo. En menores cantidades necesitamos el cobalto, el cobre, el hierro, el manganeso, el yodo, el zinc, el selenio y el flúor.

La obtención de estos elementos, por parte de la población no bariátrica, se realiza en los alimentos que se ingieren diariamente. En los pacientes bariátricos, en cambio, la restricción de alimentos, ya sea por su poca tolerancia o por la cantidad, es necesario tomar un suplemento de vitaminas y minerales, que pueda permitirnos obtener cantidades adecuadas de manera diaria y segura.

Verás cómo con estos simples ingredientes podrás crear postres llenos de sabor.

Harina de almendra, harina de coco, harina de garbanzo, harina de amaranto, harina de avena, harina de arroz, fécula de tapioca o yuca, linaza, fruto del monje, stevia, aceite de aguacate, cocoa, toda una serie de posibilidades de frutas y verduras, huevos, bicarbonato de sodio, vainilla, leche de almendras, leche o crema de coco, yogur griego, queso ricotta o jocoque, nueces semillas de hemp, semillas de girasol, semillas de ajonjolí y chocolate amargo, principalmente.

¡Bienvenidos a su nuevo viaje!

Agradecimientos

A mis hijos **Juan Pablo, Rodrigo y Santiago** que son el motivo de mi lucha para crecer y trabajar dando lo mejor cada día. A mis padres que nunca me han dejado caer y siempre han estado conmigo a pesar de todo. A quienes han confiado en mí y desde donde estén me incitan a trabajar cada día más y mejor. A mi querida colaboradora que con sus ideas me llevó a elaborar este manual.

Repostería Gustosamente Saludable

Galletas Suaves de Naranja con Arándanos

Rinde aproximadamente 9 galletas grandes
Calorías por porción: 117

Proteína: 4gr por porción, Grasa total: 13.5 gr; Grasa saturada: 10.2 gr, Azúcar: 1.6 gr.

INGREDIENTES

- 3/4 taza de hojuelas de avena
- 1/2 taza de harina de almendras
- 1/4 taza de harina de avena
- 1/3 taza de fruto del monje o stevia
- 1 pizca de sal
- 1 cucharada de harina de coco
- 2 cucharadas de aceite de coco o de aguacate
- 1 huevo
- Ralladura de una naranja (únicamente la parte amarilla)
- 1/4 taza jugo de naranja natural
- 1/4 taza de arándanos deshidratados
- 1 cucharadita de polvo para hornear

PREPARACIÓN

Precalentar el horno a 170 grados, preparar una charola para galletas con papel encerado o tapete de silicón. Mezclar uniformemente todos los ingredientes secos, las hojuelas de avena, harina de almendras, harina de avena, fruto del monje, harina de coco, sal, y el polvo de hornear, una vez que están estos perfectamente incorporados agregar el huevo, el aceite de coco, la ralladura y el jugo de naranja, incorporar todos los ingredientes y con ayuda de una cuchara de helado empezar a hacer bolas de tamaño uniforme (la masa queda pegajosa por lo que no es recomendable manipularla con las manos) y colocarlas en una charola con papel encerado o bien un tapete de silicón. Agregar arándanos. Cuidar muy bien la separación de las galletas entre una y otra. Hornear a 170 grados centígrados por 20 minutos y dejar enfriar.

Donas de Coco con Chocolate

Rinde 10 donas. Valor nutricional: Calorías por porción: 65

Proteínas: 2.5 gr por porción, Grasas totales: 4.4 gr, Grasas saturadas: 2.79 gr, azúcar: 1.2 gr por porción.

INGREDIENTES

- 3 huevos
- 1/4 taza de aceite de aguacate
- 1/4 taza de harina de coco
- 1/4 taza de fruto del monje
- 1/4 taza de cacao en polvo
- 1/4 taza de puré de manzana sin endulzar
- 1/4 cucharadita de bicarbonato de sodio
- 1/4 cucharadita de polvo para hornear
- 1 cucharadita de vainilla
- 1 pizca de sal

PREPARACIÓN

Se engrasa con aceite en aerosol un molde de donas Se bate a mano o con la batidora todos los ingredientes hasta conseguir una masa uniforme, se llena 3/4 partes del molde de donas con la mezcla y se hornea de 12-14 minutos a 180 grados centígrados. Se decoran con fruto del monje pulverizado o con leche de coco en polvo, nueces o almendras.

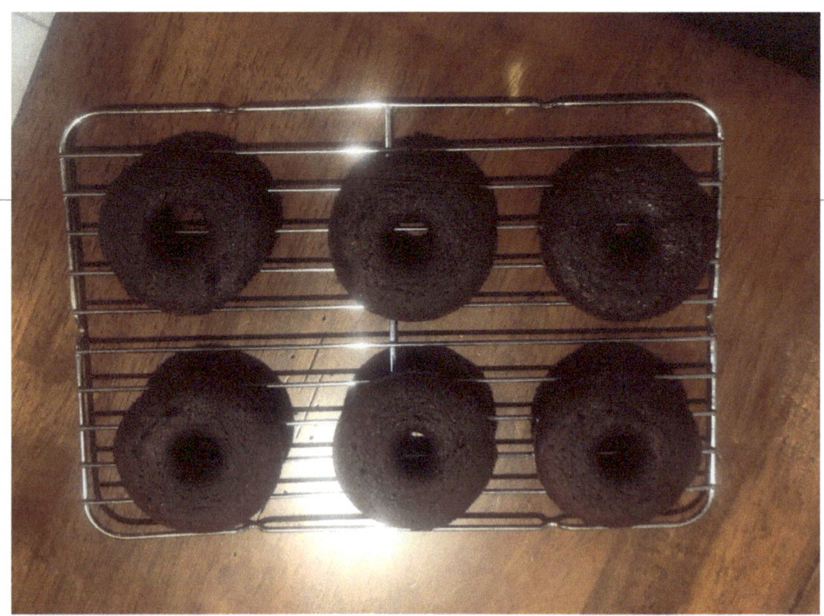

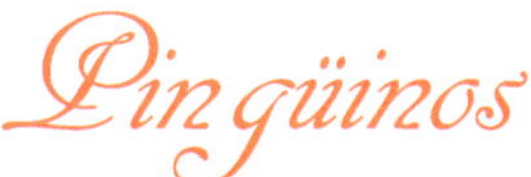

Pingüinos

Rinde 10 piezas calorías: 181 Proteínas: 3.8 gr   Grasas totales: 15.4 gr
Grasas saturadas: 11.1 gr. Fibra: 0.65 gr   Sal: 1.4 gr

INGREDIENTES

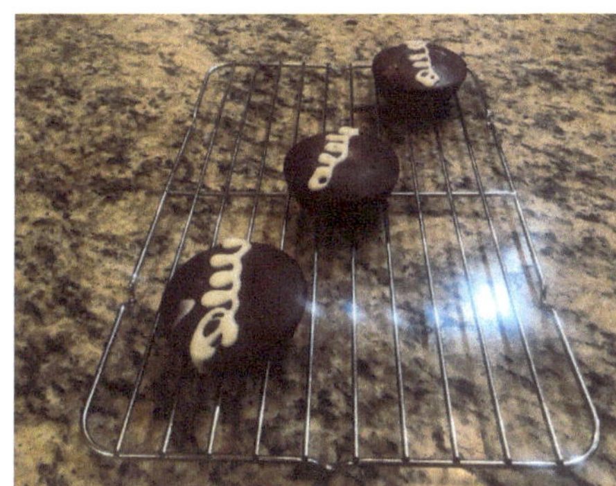

- 1 taza de harina de almendras
- 1cucharada de harina de coco
- 1/4 de taza de cocoa
- 4 huevos
- 1 1/3 taza de leche de almendra
- 1/4 taza aceite de coco
- 1/3 taza de fruto del monje
- 1 cucharadita de vainilla
- 1/2 cucharadita de bicarbonato de Sodio
- 1/2 cucharadita de polvo de hornear
- 1 pizca de sal

Relleno cremoso:
- 100g queso crema Philadelphia light
- 20g yogurth griego
- 2 cucharadas de fruto del monje
- 1 cucharadita de vainilla
- Ganache de chocolate
- 1/4 taza de crema para batir
- 1/4 taza de chocolate semi amargo rallado

PREPARACIÓN

Se engrasa con aceite en aerosol un molde para cupcakes.
Se bate en la batidora todos los ingredientes hasta conseguir una masa
uniforme, se llena 3/4 partes del molde de cupcakes con la mezcla y se hornea
de 12-14 minutos a 180 grados centígrados.
Se dejan enfriar un poco para desmoldar. Para el relleno cremoso: se baten
todos los ingredientes hasta formar una crema sin grumos y con textura suave.
Con un popote se le saca un poco del pan de en medio del cupcake y con una
duya se le coloca un poco del relleno cremoso. Para la cobertura de chocolate:
se pone un molde para microondas a calentar la crema para batir por un minuto,
se saca y se le agrega el chocolate rallado hasta conseguir incorporarlo todo
formando un ganache. Se coloca solo un poco del ganache en cada cupcake se
deja enfriar y con una duya utilizando el mismo relleno cremoso se decora con
semicírculos continuos.

Corazones de Amaranto

Rinde aproximadamente 10 galletas grandes o 20 medianas: 109.7 kcal.

Proteínas: 1.3 gr por porción, Grasas: 11.3 gr por porción, Grasas saturadas: 8.76 gr por porción, Azúcar: 0.36 gr por porciñon proteína: 1 gr

INGREDIENTES

- 100 gramos de aceite de aguacate
- 1/2 taza de fruto del monje
- 2 tazas de harina de amaranto
- 1/4 de taza de harina de garbanzo
- 1 taza de amaranto inflado tostado
- 1 pizca de sal
- 1 cucharadita de vainilla
- 1/4 taza de leche de almendras (checar la consistencia y se pueden agregar dos cucharadas más).

PREPARACIÓN

Batir el aceite de aguacate con el fruto del monje, la sal y la vainilla una vez acremado se incorpora las harinas de amaranto y garbanzo así como el amaranto inflado y se le va colocando la leche de almendras poco a poco hasta lograr una masa uniforme. Se forma una masa para extender aproximadamente 1 cm el grosor y con un molde de galletas en forma de corazón o cualquier otra, se hacen los cortes y se pasan a una charola de hornear con papel encerado con una pequeña separación. Se hornean a 170 grados centígrados por 12-15 minutos o hasta que cambien de color. Se dejan enfriar en una rejilla.

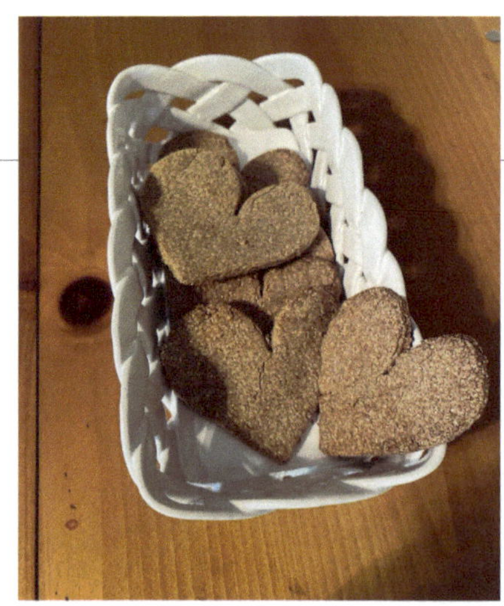

Muffins de Moras Azules y Limón

Rinde 10 porciones   Calorías: 25 cal. Proteína : 2 gr   Grasa: 9.8 gr.
Azúcar: 2.6 gr Sodio: 0.36 g proteína: 1.3 gr

INGREDIENTES

- 2 1/2 tazas de harina de almendra
- 1/2 cucharadita de bicarbonato de sodio
- 1/2 cucharadita de polvo de hornear
- 1 pizca de sal
- 1 cucharadita de vainilla
- Jugó de limón amarillo eureka; Ralladura de dos limones amarillos eureka (solo la parte amarilla)
- 1/2 taza de miel maple sin azúcar
- 3 huevos
- 1 taza de moras azules (también se puede sustituir por zarazamoras o frambuesas).

PREPARACIÓN

Se mezclan los ingredientes húmedos en un tazón, los huevos, vainilla, jugo de limón, miel de maple y ralladura de limón.
Se incorporan los ingredientes secos cernidos, la harina de almendra, bicarbonato de sodio, polvo de hornear y la sal.
Se mezclan en forma uniforme a mano o con batidora a baja velocidad una vez que todos los ingredientes se encuentren perfectamente mezclados se le añaden las moras y se mezclan con cuidado.
Se coloca la masa dentro de los capacillos o moldes de silicón y se hornean por aproximandamente 16-18 min a 180 grados centígrados .

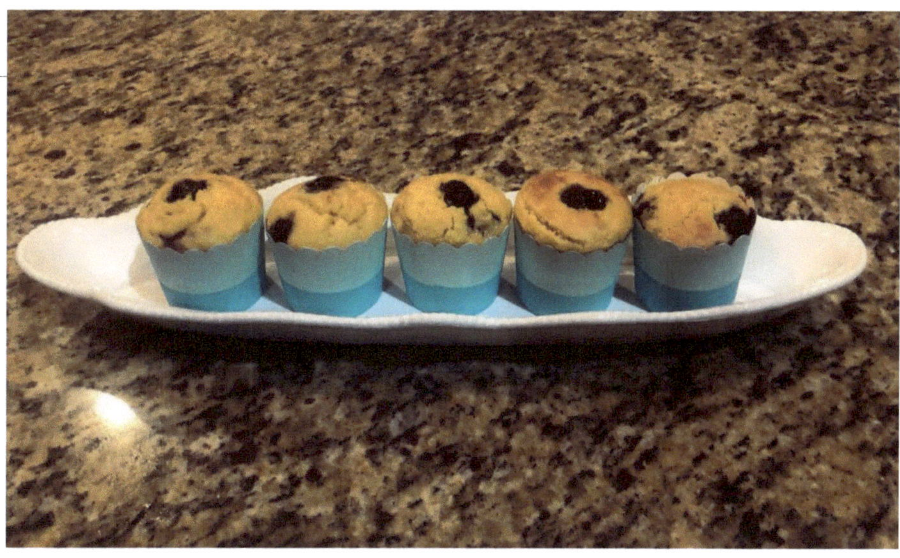

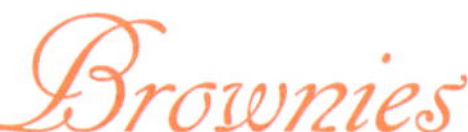

Brownies

Rinde 9 brownies.   Calorías 177, prot: 2 gr   Grasa: 15 gr G

Grasa saturada: 11 gr azúcar: 5 gr   Sodio: 0.45 gr Proteína: 3.6 gr

INGREDIENTES

- 1/3 taza de harina de yuca o arroz
- 1/3 taza harina de avena
- 1/3 taza de harina de almendras
- 1/3 taza de cocoa en polvo
- 1/2 taza de stevia o fruto del monje
- 1 cucharadita de polvo de hornear
- 1 cucharadita de bicarbonato de sodio
- 1 pizca de sal
- 1 cucharadita de vainilla
- 1/3 taza de aceite de aguacate
- 1/2 taza de leche de almendras
- 2 huevos
- Nueces picadas para decorar

PREPARACIÓN

En un bowl se ciernen la harina de yuca o harina de arroz, la harina de avena, la harina de almendras, el cacao, la stevia o fruto del monje, el polvo para hornear, el bicarbonato de sodio y la sal, se mezcla todo perfectamente y se le añade el aceite de aguacate, los huevos, la leche de almendras y la vainilla. Se mezcla para lograr una masa uniforme y se coloca en un molde cuadrado con aceite en aerosol. Se decora con nueces troceadas. Se colocan en el horno previamente precalentado a 170 grados centígrados por 20 minutos.

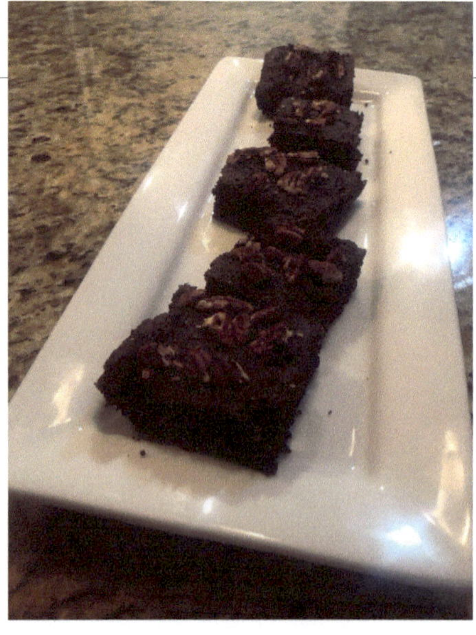

Panqué de Plátano

Rinde 9 porciones. Calorías : 170 cal. Proteína: 2 gr   Grasa: 13.22.

Grasa saturada: 10 gr. Azúcar: 1.7 gr   Sodio: 0.42 gr

INGREDIENTES

- 1/3 taza de harina de almendras
- 1/3 taza de harina de yuca o harina de arroz
- 1/3 taza de harina de avena
- 1/2 cucharadita de polvo para hornear
- 1/2 cucharadita de bicarbonato de sodio
- 1 pizca de sal
- 1/4 taza de aceite de aguacate
- 1/4 + 2 cucharadas de fruto del monje
- 2 huevos
- 2 plátanos maduros
- 1/2 cucharadita de canela

PREPARACIÓN

Se mezclan los ingredientes secos cernidos, la harina de almendras, la harina de yuca o arroz, la harina de avena, fruto del monje, polvo de hornear, bicarbonato de sodio, la sal y la canela.

Se agregan los huevos, el aceite y los plátanos y se bate en la batidora a velocidad media hasta que se encuentren todos los ingredientes perfectamente integrados.

Se coloca en uno o varios moldes de panqué, se decora con semillas de girasol y se hornea a 170 grados centígrados por 23 minutos o hasta que se coloque un palillo y éste salga limpio.

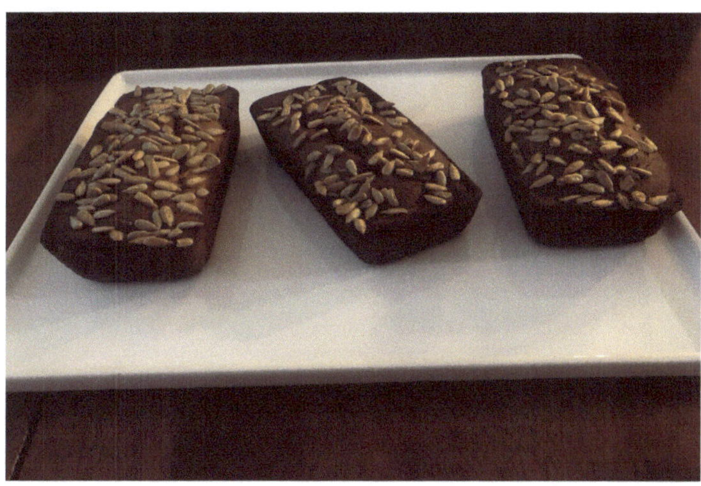

Barras de Zanahoria

Rinde 10 barras Calorías: 89 Calorías proteína: 1 gr Grasa: 9.4 gr
Grasas saturadas: 1.7 gr. Azúcar 3 gr. Sal: 0.23 gr

INGREDIENTES

- 2/3 taza de crema de almendras
- 1/3 taza de fruto del monje o stevia
- 1/4 taza de harina de almendras
- 2 huevos
- 1 taza de zanahoria rayada
- 1/4 taza de coco sin azúcar
- 1/4 taza de pasitas
- 1 cucharadita de polvo de hornear
- 1 cucharadita de bicarbonato de sodio
- 1 cucharadita de vainilla
- 1 pizca de sal

PREPARACIÓN

Precaliente el horno a 170 grados centígrados. Se baten en la batidora a velocidad media por aproximadamente 2 minutos todos los ingredientes hasta que estén completamente mezclados. Se incorpora la mezcla en un molde cuadrado de 20 x 20 y se hornean por 22-24 minutos. Se dejan enfriar y se cortan en barras. Se pueden decorar con nueces, semillas de girasol o coco rallado.

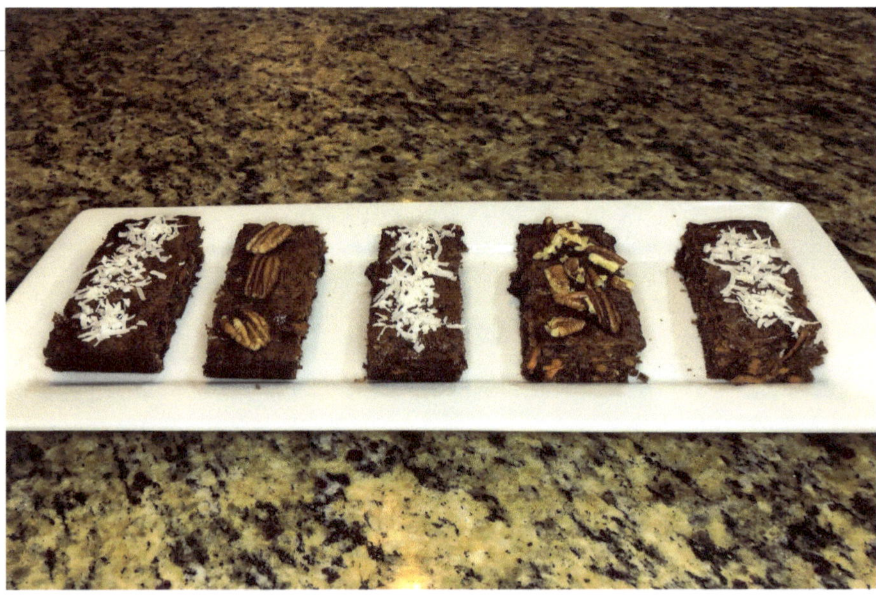

Blondies de Crema de Cacahuate

Rinde 9 piezas.   Calorías: 170 cal Proteína: 3 gr   Grasa: 14.4 gr

Grasa saturada: 3.5 gr Azúcar: 3 gr Sodio: 0.43 gr

INGREDIENTES

- 2/3 taza de crema de cacahuate
- 2 huevos
- 1/2 taza de fruto del monje
- 1 cucharadita de vainilla
- 1 taza de harina de avena
- 1/2 taza de hojuelas de avena
- 1/4 taza de harina de coco
- 1 taza de leche de almendras
- 1 cucharadita de polvo de hornear
- 1 cucharadita de vainilla
- 1 pizca de sal
- 1/4 taza de chispas de chocolate sin azúcar

PREPARACIÓN

Se bate en la batidora la crema de cacahuate, el fruto del monje y la vainilla hasta deshacer los grumos. En un bowl se mezclan los ingredientes secos, la harina de avena, las hojuelas de avena, harina de coco, polvo de hornear y sal. Se añaden los ingredientes secos en la batidora poco a poco alternando con la leche de almendras. Se bate por 2 minutos a velocidad media y se le agregan las chispas de chocolate. Se hornea a 170 grados centígrados por 30 minutos.

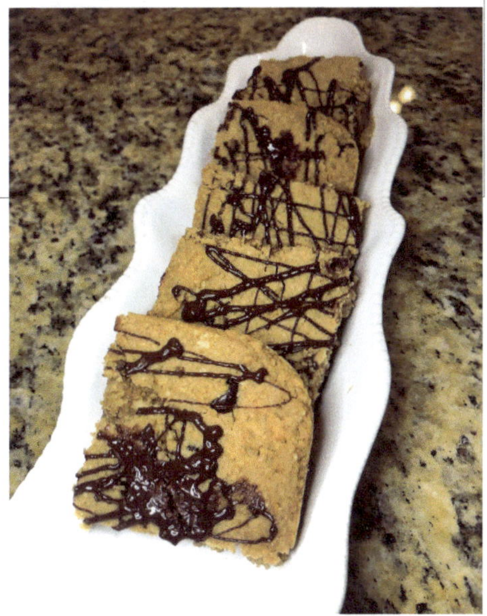

Nueces Acarameladas

Rinde 15 gr

Calorías : 51 cal, Grasa total: 5.06 gr Grasa saturada: 0.8 gr, Azúcar 0.44 gr, Sodio: 0.43 mg Proteína: 1.25 gr

INGREDIENTES

- 2 tazas de nueces en mitades
- 1/2 taza de fruto del monje
- 1 cucharadita de canela
- 1 cucharadita de vainilla
- 1 clara de huevo

PREPARACIÓN

Se bate la clara a punto de turrón. En un bowl se ponen las nueces junto con la vainilla, la canela y el fruto del monje, se mezclan con la clara de huevo hasta que queden todas las nueces impregnadas. En una charola con tapete siliconado o papel encerado se colocan las nueces separadas. Se ponen al horno a 132 grados centígrados por 40 min y cada 10 min de voltean hasta lograr el caramelizado uniforme. Se sacan del horno y se dejan enfriar.

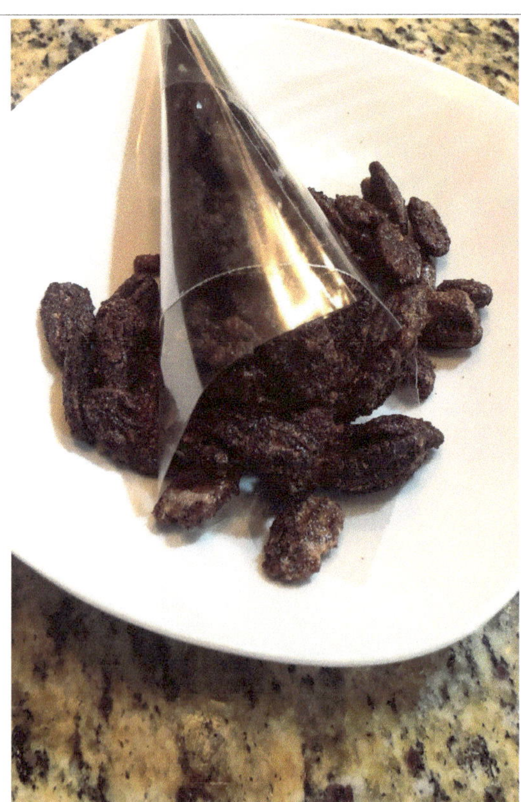

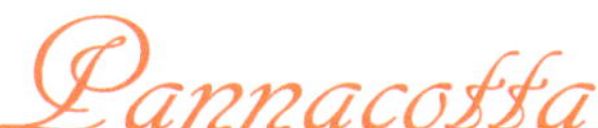

Pannacotta

INGREDIENTES

- 2 sobres de grenetina en polvo
- 1 taza de leche de almendras
- 1 lata de leche de coco refrigerada (solo se usará la parte espesa)
- 1/4 de taza de fruto del monje
- 1 cucharadita de vainilla
- 1/4 taza de moras o fresas picadas

PREPARACIÓN

Se hidrata la grenetina en la leche de almendras. Se pone en la batidora la parte espesa de la leche de coco y se bate hasta que duplique su tamaño. En una cacerola se pone a fuego lento la leche con la grenetina, el fruto del monje, la vainilla, una vez que se disuelvan los grumos se deja enfriar y se le añade la leche de coco batida en forma envolvente. Se sirve en vasos pequeños y se decora con las moras o la fruta de su preferencia.

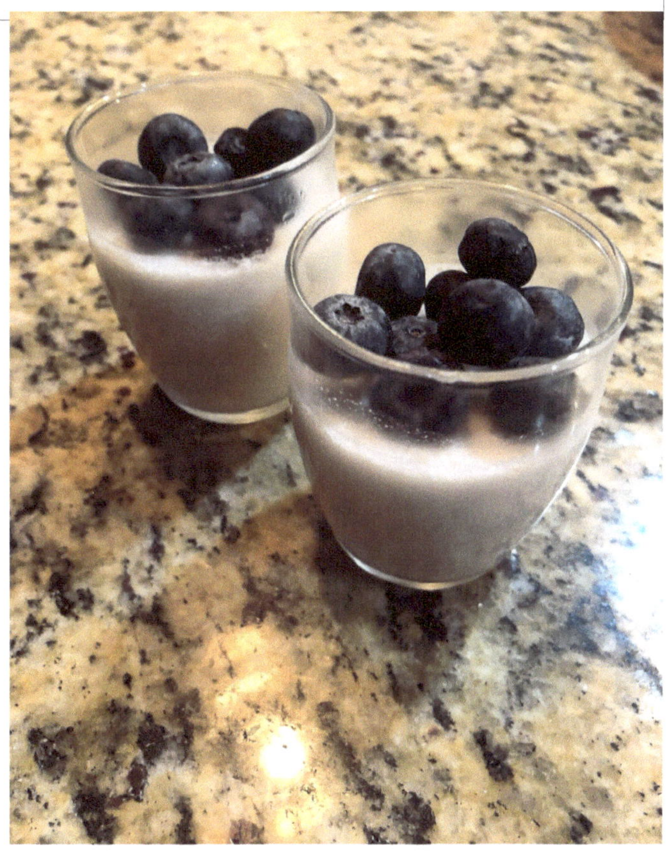

Rosca de Manzana y Canela

Rinde 9 porciones: Calorías 83, Proteínas: 3.4 gr,

Azúcar 1.4 gr, Fibra: 1.5 gr Sal: 0.33 gr

INGREDIENTES

- 1 taza de harina de almendras
- 1 taza de harina de avena
- 3 huevos
- 1/2 taza de fruto del monje
- 1 cucharadita de canela
- 1/4 taza de aceite de aguacate
- 1 pizca de sal
- 1 cucharadita de vainilla
- 1 cucharadita de polvo de hornear
- 1 cucharadita de bicarbonato de sodio
- 2 manzanas peladas y cortadas en cubos pequeños y 1/4 adicional de fruto del monje (para envolver las manzanas que se colocarán en el fondo del molde)
- Nueces trozadas

PREPARACIÓN

Se ciernen los ingredientes secos en un bowl, la harina de almendras, la harina de avena, el fruto del monje, polvo de hornear, bicarbonato de sodio, la canela y la pizca de sal, se mezclan perfectamente y se le incorporan los huevos, el aceite y la vainilla. La manzana cortada se envuelve con el 1/4 de fruto del monje y las nueces y se colocan en el fondo del molde de rosca previamente engrasado y se le pone encima la mezcla. Se hornea a 180 grados por 35 minutos.

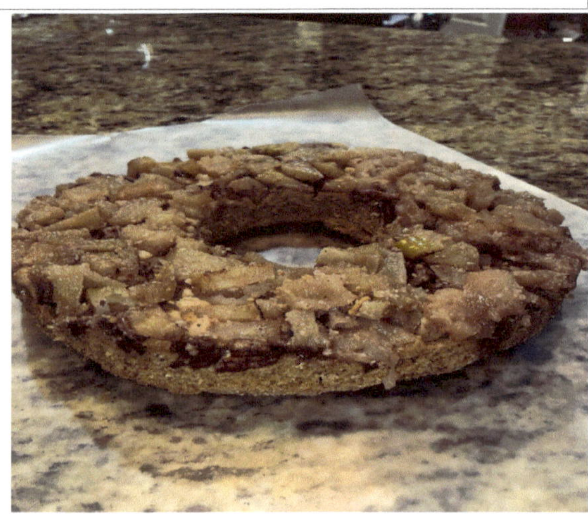

Bombas de Proteína

Rinde aproximadamente 12 bombas

Calorías: 94 Grasa total : 8.6 gr Grasa saturada: 1.46 Azúcar: 0.35 gr
Sodio : 0.02 gr Proteína: 3 gr

INGREDIENTES

- 1 taza de harina de avena (avena pulverizada en la licuadora)
- 1/4 taza de hojuelas de avena
- 2 cucharadas de chía o linaza o semillas de cáñamo
- 1/2 taza de crema de cacahuate o almendra
- 1/3 taza de miel maple sin azúcar o allullosa líquida
- 1 cucharadita de vainilla
- 1 pizca de sal

Agregar 1/4 de taza de cualquiera de estas combinaciones:

- Pasas y una cucharadita de canela
- Chispas de chocolate sin azúcar
- Coco rayado sin azúcar
- Arándanos y ralladura de naranja.

PREPARACIÓN

Se mezclan uniformemente todos los ingredientes hasta conseguir una mezcla homogénea y formar bolas del tamaño deseado.

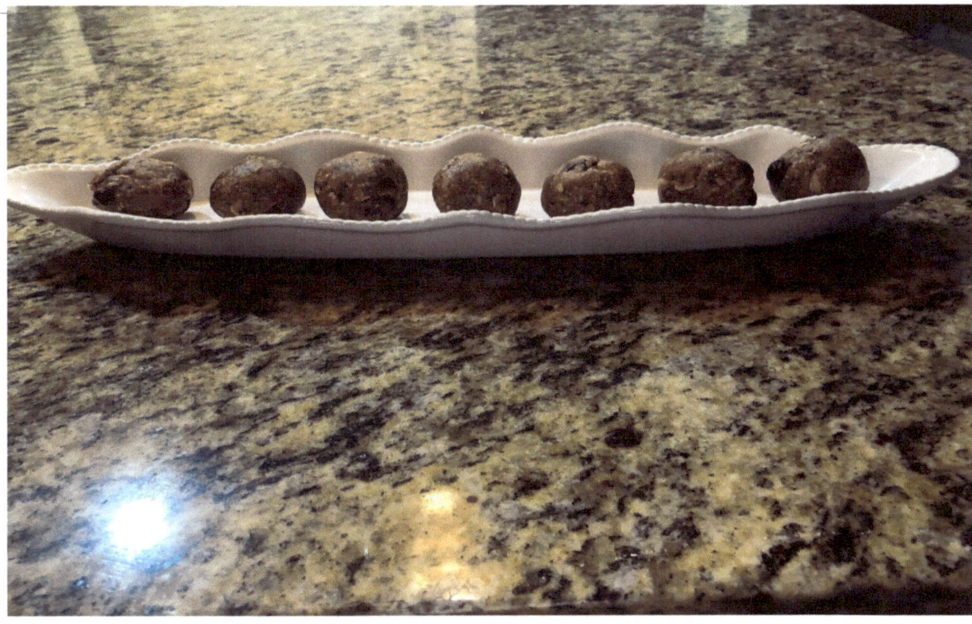

Pay de Nuez

Rinde 9 porciones.   Calorías: 180 Proteína: 4 gr Grasas totales: 15.1 gr
Azúcar: 2.5 gr Grasas saturadas: 1.8 gr. Fibra : 1.9 gr Sal: 0.45 gr

INGREDIENTES

Para la costra

- 1/2 taza de harina de avena
- 1/2 taza de harina de almendras
- 2 cucharadas de fruto del monje
- 2 cucharadas de linaza
- 3 cucharadas de agua
- 1 cucharada de aceite de aguacate
- 1 pizca de sal

Para el relleno
- 2 huevos
- 2 cucharadas de aceite de aguacate
- 1/2 taza de miel maple sin azúcar
- 1 taza de nueces
- 1/4 de harina de yuca
- 1 cucharadita de vainilla

PREPARACIÓN

Se mezclan la harina de avena, la harina de avena, se agrega la linaza previamente reposada con agua, el fruto del monje, el aceite y la sal, se forma una masa homogénea y se coloca en uno o varios moldes individuales previamente rociados con aceite en aerosol. En la licuadora se colocan los huevos, el aceite, la miel, 1/2 taza de nueces, la harina de yuca y la vainilla, se bate por 5 segundos a velocidad media, se coloca en los moldes, se decora con la otra mitad de la taza con nueces y se hornea por 20- 25 minutos a 170 grados.

Tarta de Manzana

Rinde 9 tartas individuales o una tarta de 9 porciones.

Calorías: 142.5 cal., Proteína: 2.7 gr Grasa totales: 2.9 gr

Grasas saturadas: 0.47 Azúcar: 10.5 gr Fibra: 2.2 gr

INGREDIENTES

Para la costra
- 1/2 taza de harina de avena
- 1/2 taza de harina de almendra
- 1 cucharada de fruto del monje
- 2 cucharadas de linaza con tres cucharadas de agua
- 2 cucharadas de aceite de aguacate

Para el relleno
- 3 manzanas picadas
- 4 huevos
- 1 cucharadita de aceite de aguacate
- 1 1/2 taza de miel maple sin azúcar
- 1 cucharadita de vainilla
- 1 cucharadita de canela

PREPARACIÓN

Mezclar la linaza con el agua y dejarla reposar. Colocar la harina de avena y la harina de almendra, el fruto del monje e incorporar la vainilla, el aceite y la linaza mezclada con el agua. Formar una masa homogénea y guardar en el refrigerador por 30 minutos. Colocar la masa en uno o varios moldes previamente engrasados con aceite en aerosol y forrar con la masa, picarla con un tenedor y meterla al horno por solo 5 minutos. En la licuadora mezclar los huevos, la miel de maple, la vainilla y el aceite de aguacate. Se coloca la mezcla encima de la costra de la tarta y se le agregan las manzanas picadas y se espolvorea con un poco de canela en polvo. Se mete al horno por 20-25 minutos a 170 grados.

Panqué de Requesón

Rinde 9 porciones:

Calorías: 76.1 cal.   Proteína: 4.2 gr Azúcar: 1.5 gr   Grasa totales: 2.9 gr. Grasa
Saturada: 1.3 gr Fibra: 0.72 gr Sal: 0.73 gr

INGREDIENTES

- 2 tazas de requesón
- 3 huevos
- 1/2 taza de fruto del monje
- 1/2 taza de harina de almendras
- 1 cucharadita de vainilla
- 1 cucharadita de goma xantana
- 1 cucharadita de polvo de hornear
- La ralladura de una naranja o un limón amarillo

PREPARACIÓN

Se bate en la licuadora o batidora el requesón con los huevos, el fruto del monje
y la vainilla hasta formar una mezcla homogénea. Se coloca en un bowl y se
añade cernido el harina de almendras, el polvo de hornear y la goma xantana y
la ralladura de naranja o limón amarillo y se bate todo muy bien y se coloca en
un molde de panqué previamente rociado con pan en aerosol. Se mete al horno
por 35-40 minutos a 180 grados centígrados. Se decora con fresas.

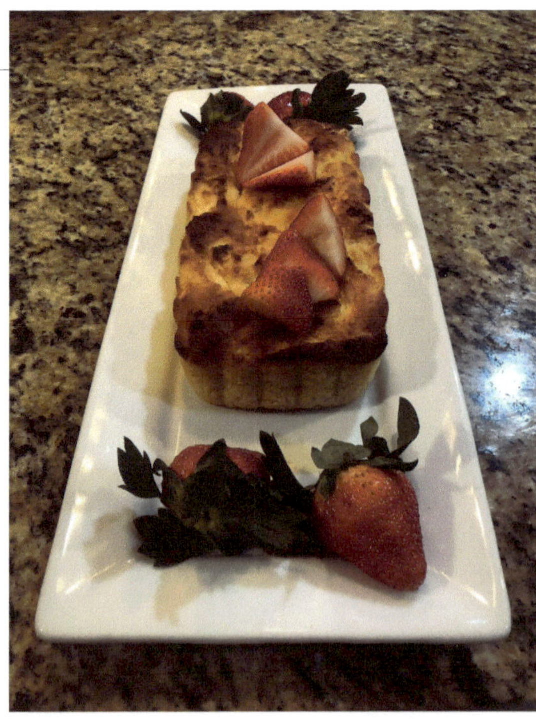

Smoothie de Horchata

Rinde 1 porción   Calorías: 45 calorías. Proteínas 0.75mg   Grasas totals: 0mg
Grasa saturada: 0 g Fibra: 1 gr

INGREDIENTES

- 1 taza de leche de almendra
- 1 cucharada de polvo de proteína sabor vainilla
- 1 cucharada de fruto del monje
- 1/2 cucharadita de canela en polvo
- 1 cucharadita de linaza
- 1/2 taza de hielos

PREPARACIÓN

Se pone en la licuadora todos los ingredientes y se sirve de inmediato para tomarlo.

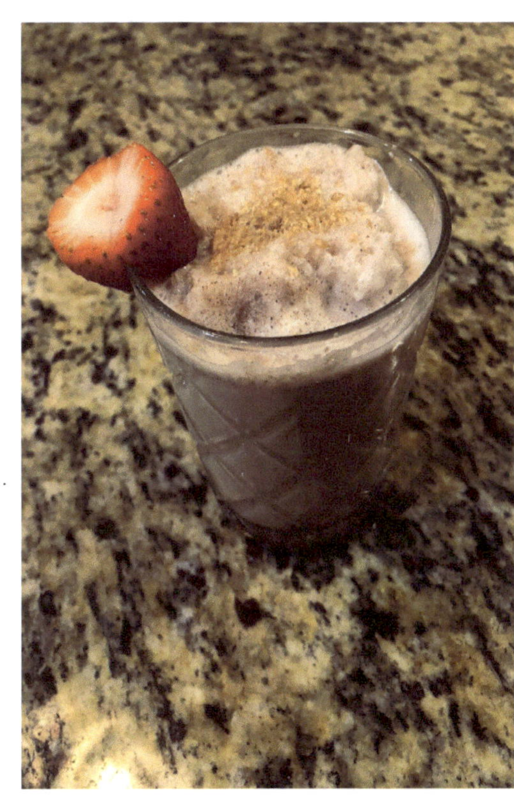

Gelatina de Yogur con Fresas

Rinde 8 porciones. Calorías: 25 cal Proteínas: 1.2 gr Azúcar: 2.1 gr Grasas totales ; 0.37 gr Grasa saturada: 0.22 gr   Fibra: 0.22 gr Sal: 0.36 gr

INGREDIENTES

- 2 tazas de yogurth natural griego sin azúcar
- 10-12 fresas
- 3/4 taza de leche de almendras
- Dos sobres de grenetina sin sabor
- 1/4 taza de fruto del monje

PREPARACIÓN

Se pone a hidratar la grenetina en 1/4 de taza de agua. Se coloca en la licuadora el yogurt griego, la leche de almendras, el fruto del monje y las fresas, licuar a velocidad baja, se coloca la grenetina previamente hidratada en el microondas por 30 segundos y se le añade a la mezcla, se vuelve a licuar a velocidad media y se coloca en un molde grande de gelatina o en vasos pequeños. Se mete al refrigerador por un par de horas o hasta que esté firme la gelatina.

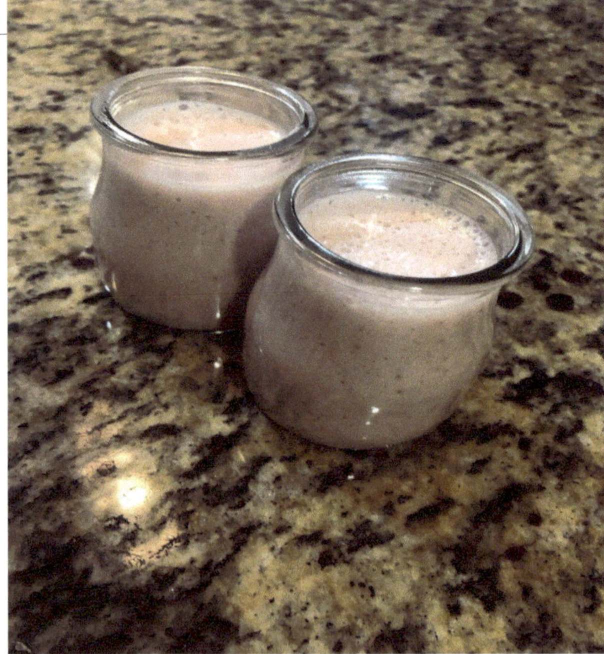

Pan de Elote

Rinde 9 porciones

Calorías: 78.5 Grasas: Proteínas: 3.2 gr. Grasas totals: 3.7 gr. Grasas saturadas: 0.76 gr fibra: 1.46 gr Sal: 0.43 gr

INGREDIENTES

- 1 1/2 tazas de harina de avena
- 1 lata chica de elote desgranando
- 4 huevos
- 1/2 taza de fruto del monje
- 1/4 de leche de almendra
- 1 cucharadita de polvo de hornear
- 1 cucharadita de vainilla
- 1/8 de aceite de aguacate

PREPARACIÓN

Se separan las yemas de las claras de los huevos. Se colocan en la licuadora las cuatro yemas, la lata de elote, el aceite de aguacate, el fruto del monje, la vainilla y la leche de almendra Se licúa a velocidad media por un minuto. Se baten las dos claras a punto de turrón y se reservan. Se cierne la harina de avena con el polvo de hornear y se le coloca la mezcla de la licuadora se bate hasta lograr una masa homogénea y se baten las cuatro claras a punto de turrón en forma envolvente. Se hornea por 45 minutos a 180 grados.

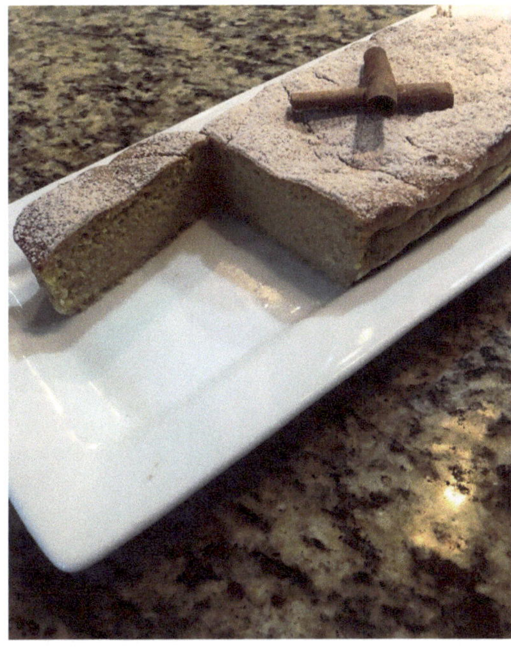

Sandies de Nuez

Rinde 9 galletas. Calorías: 117 cal Proteínas: 2 gr   Grasa totales: 10.1 gr
Grasa saturada: 1 gr Fibra: 2.1 Sal 0.4 g

INGREDIENTES

- 1 taza de harina de almendra
- 1/4 de taza de nueces finamente picadas
- 1/4 de fruto del monje
- 1/8 de aceite de aguacate
- 3 cucharadas de leche de almendras
- 1 cucharadita de vainilla
- 1 cucharadita de polvo de hornear
- 1 pizca de sal
- 9 mitades de nuez para decorar

PREPARACIÓN

En un bowl se coloca el harina de almendras, fruto del monje, polvo de hornear,
la sal y las nueces picadas, se incorpora todos los ingredientes y se le agenda la
leche, el aceite de aguacate y la vainilla hasta formar una masa manejable.
Se forman bolitas y se colocan en una charola con papel encerado o tapete
solucionado se le coloca una mitad de nuez a cada una y se hornean por 12-14
minutos a 180 grados.
Se dejan enfriar para desmoldar.
La consistencia queda como de polvorón.

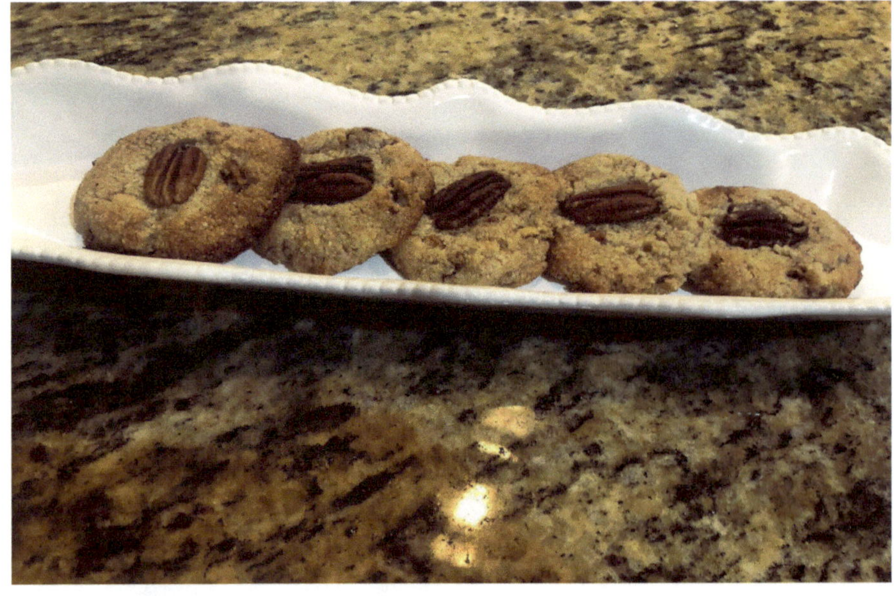

Galletas de Avena y Chocolate

Rinde 12 galletas. Calorías: 110 Proteína: 2 gr, Grasa: 4 gr

Grasa saturada: 0.7 gr Azúcar 4 gr Sal: 0.4 gr

INGREDIENTES

- 1/2 taza de crema de almendra
- 1/2 taza de hojuelas de avena
- 1/2 taza de harina de avena
- 1/4 taza de cocoa en polvo
- 1/3 de fruto del monje
- 1/8 de taza de harina de almendra
- 1 cucharadita de polvo de hornear
- 1 cucharadita de bicarbonato de sodio
- 1 pizca de sal
- 1/4 taza de chispas de chocolate sin azúcar
- 1/8 de taza de leche de almendras

PREPARACIÓN

En un tazón se colocan todos los ingredientes hasta formar una mezcla homogénea con las manos, se forman aproximadamente 12 bolitas de la masa, se aplastan y se les da forma y se acomodan con una separación en una charola de hornear con papel encerado o tapete siliconado, se hornean a 170 grados centígrados por aproximadamente 15 minutos
Se dejan enfriar en una rejilla.

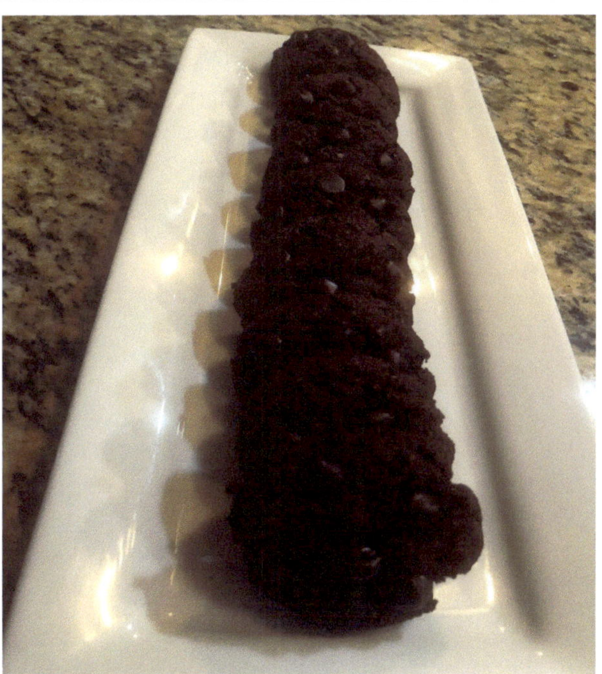

Cuadrados de Avellana y Chocolate

Rinde 12 porciones

Calorías: 54.8 Proteína: 1.7 gr Grasa 5 gr Grasa saturada: 0.5 gr
Sal: 0.9 gr

INGREDIENTES

- 1 taza de crema de avellana sin azúcar (para hacer la crema de avellana se colocan en un procesador de alimentos las avellanas peladas y tostadas, hasta conseguir la crema).
- También se puede utilizar crema de almendras o de cacahuate sin azúcar
- 1/2 taza de fruto del monje
- 1 huevo
- 1/4 de leche de almendras
- 1/4 de cocoa en polvo
- 1/8 de harina de avellana (para hacer la harina de avellana se pone en la licuadora las avellanas peladas y tostadas hasta pulverizarlas)
- También se puede utilizar harina de almendra o de avena
- 1 cucharadita de bicarbonato de sodio
- 1 pizca de sal
- 1/4 taza de chispas de chocolate sin azúcar

PREPARACIÓN

En un bowl se bate la crema de avellanas, el fruto del monje, la vainilla y el huevo.
En un bowl separado se mezcla la cocoa, la harina de avellana, la sal y el bicarbonato.
Se combinan todos los ingredientes hasta lograr una mezcla homogénea y se le agrega la mitad de las chispas de chocolate.
Se pone en un refractario y se le agregan en la parte superior las chispas de chocolate sobrantes y trozos de nueces o avellanas.
Se hornean entre 22-24 minutos a 170 grados
Se dejan enfriar y se cortan en 12 piezas.

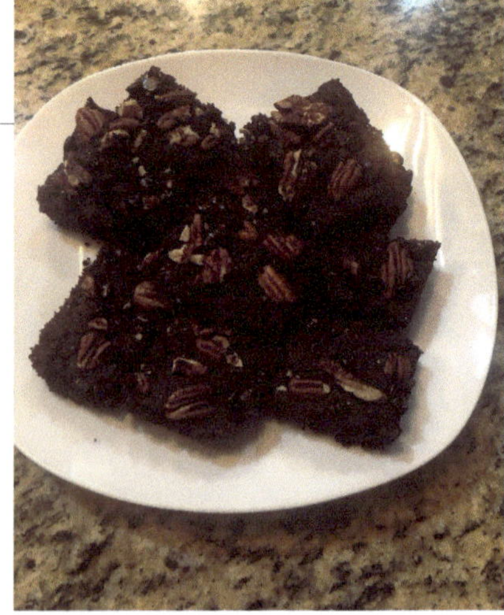

Panqué Envinado de Frutos Secos

Rinde 9 porciones. Calorías: 101 cal. Proteína: 3.1 gr Grasa: 6.42 gr

Grasa saturada: 1.1 gr Azúcar: 3 gr

INGREDIENTES

- 1 taza de harina de almendras
- 1 taza de harina de avena
- 1/2 taza de fruto del monje
- 1 cucharadita de bicarbonato de sodio
- 1 cucharadita de polvo de hornear
- 1 cucharadita de vainilla
- 1/4 taza de aceite de aguacate
- 3 huevos
- 1 cucharadita de canela
- 1 pizca de jengibre o clavo
- 1/4 taza de ron o brandy o licor de naranja
- 1 taza de frutos secos (pasitas, dátiles, nueces, arándanos, chabacanos y manzana deshidratada).

PREPARACIÓN

Se pone a marinar los frutos secos con el licor elegido mínimo una hora antes de empezar la receta.

En un bowl se combinan la harina de almendras, la harina de avena, el polvo de hornear, el bicarbonato de sodio, las especias y la sal.

Aparte se mezcla el aceite con los huevos, la vainilla, el aceite y el fruto del monje.

Se agrega la mezcla líquida a los ingredientes secos y se forma una mezcla homogénea.

Para finalizar se agrega la fruta seca previamente marinada y se mezcla en forma envolvente.

Se adorna con fruto del monje pulverizado.

Se hornea a 180 grados por 35 minutos.

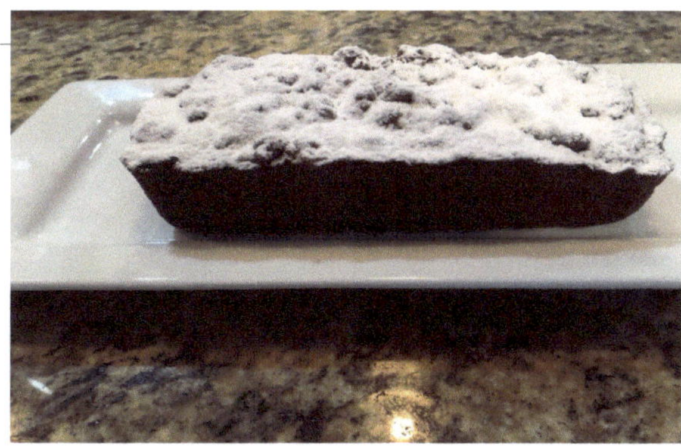

Galletas de Avellanas

Rinde de 12 a 15 galletas

INGREDIENTES

- 1 1/4 tazas de harina de avellana (la avellana pelada y tostada se muele en un procesador hasta conseguir la harina, ojo: no procesar demasiado ya que se puede conseguir una crema de avellana).
- 3 cucharadas de aceite de aguacate
- 1/8 taza de fruto del monje
- 2 cucharadas de leche de almendras
- 1 cucharadita de vainilla
- 1 pizca de sal

PREPARACIÓN

Se mezclan la harina de avellanas, el fruto del monje, la sal y el polvo de hornear y se le añaden los ingredientes húmedos, el aceite, la vainilla y la leche de almendras hasta lograr una mezcla homogénea y manejable.

Se coloca la masa en un papel film y se hace un cilindro y se mete al refrigerador un mínimo de una hora, se saca y se corta en rebanadas de aproximadamente un centimetro de ancho y se van colocando en una charola de gallletas con papel encerado o tapete siliconado.

Se hornean a 170 grados por 15-17 minutos, se dejan enfriar en una rejilla.

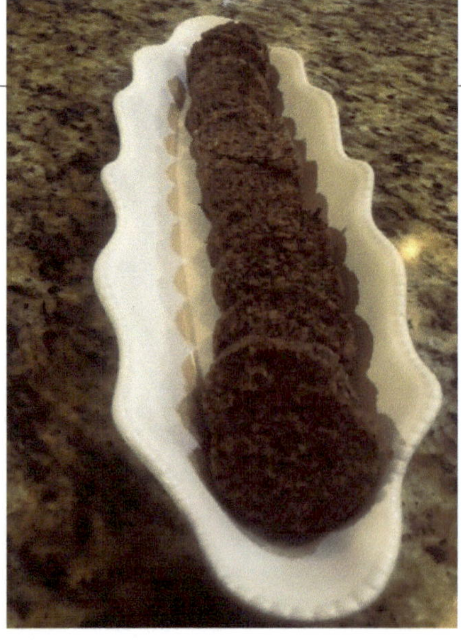

Ositos de Limón

Rinde 12 galletas.

INGREDIENTES

- 1 taza de harina de almendras
- 1 1/4 taza de harina de almendras
- 1/8 taza de fruto del monje
- 1 cucharada de linaza molida
- 3 cucharadas de aceite de aguacate
- 2 cucharadas de leche de almendras
- 1 cucharadita de vainilla
- 1 pizca de sal
- La ralladura de un limón amarillo

Para el glaseado

- Jugo de medio limón
- 1/8 de fruto del monje pulverizado.

PREPARACIÓN

Se colocan y se incorporan en un bowl la harina de almendras, el fruto del monje, la sal, el polvo para hornear, la linaza y la ralladura de limón.

Se le agrega el aceite de aguacate, la leche de almendras y la vainilla y se mezcla perfectamente hasta conseguir una masa manejable con las manos, se forman 12 bolitas y se les da la forma de osito o de galleta normal, se hornean a 170 grados por 18 minutos o hasta que las orillas de la galleta cambien de color.

Se dejan enfriar en una rejilla, mientras tanto se elabora el glaseado solo incorporando el jugo del limón con el fruto del monje previamente pulverizado en la licuadora.

Se decoran las galletas con el glaseado al gusto.

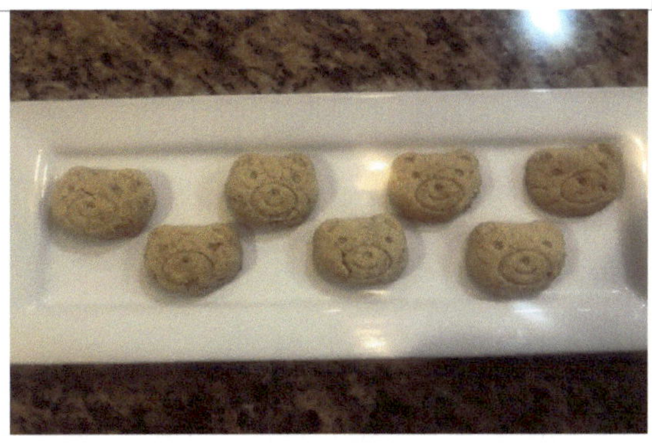